Dieta Paleo

Deliciosas Recetas para una Dieta Paleo

Hugo Montero

TÉRMINOS Y CONDICIONES

Ninguna parte de este libro se debería transmitir o reproducir de cualquier manera, incluso en forma electrónica, impresa, a través de fotocopias, escaneado, grabación o en forma mecánica, sin el permiso previo y por escrito del autor. Toda la información y todas las ideas y directrices son para propósitos educativos solamente. El autor ha intentado garantizar la mayor precisión del contenido de este libro, y los lectores deben seguir las instrucciones a su propio riesgo. El autor de este libro no puede ser considerado responsable de cualesquier daños incidentales, personales o de naturaleza comercial provocados por una distorsión de la información que se incluye en el libro. Alentamos a los lectores a buscar ayuda profesional cuando sea necesario.

Índice

Capítulo 1

¿Por qué elegir la dieta Paleo? ¡Es muy sencillo! La dieta Paleo es una de las dietas más saludables que existen. ¡Esta gran dieta es la única que te ayuda a aumentar tu nivel de energía, tu fuerza, tu salud en general, y que te ayuda a bajar de peso al mismo tiempo! Esta dieta tiene muchos efectos positivos, y ¡verdaderamente puede cambiar tu vida para bien!

La dieta paleo, también conocida como la dieta de los cavernícolas, ha ayudado a muchas celebridades, atletas y personajes famosos a tener un cuerpo perfecto y mantener un estilo de vida saludable. Se conoce como una de las dietas más exitosas de esta generación.

Si realmente buscas una solución rápida para perder peso, en este libro encontrarás el secreto.

Espero que al leer este libro, hayas aprendido cómo aprovechar al máximo la dieta Paleo. También espero que disfrutes todas las recetas deliciosas y saludables que he incluido para que puedas iniciar tu camino. Al iniciar esta dieta, te estás decidiendo as convertirte en la mejor versión de ti mismo.

Bocados de bayas de goji y semillas de calabaza sin igual

Ingredientes:

- 1 cucharadita de aceite de coco

- Aproximadamente 2 ½ cucharadas de semillas de calabaza

- 1 taza de chispas de chocolate negro

- 1 pizca de sal marina gruesa

- Aproximadamente 2 cucharadas de bayas de goji

- 1 - 2 cucharadas de nueces

Preparación:

- En primer lugar, asegúrese de contar con todos los ingredientes. Pique las bayas de goji, las semillas de calabaza y las nueces en trozos gruesos.

- Luego coloque media taza de chispas de chocolate y el aceite de coco en una taza y caliente en el microondas durante 40 segundos.

- Revuelva bien y agregue las chispas de chocolate restantes.

- Este paso es importante. Coloque en el microondas durante 15 segundos (para evitar que el chocolate se queme), vuelva a mezclar y coloque nuevamente en el microondas si fuera necesario.

- Agregue las bayas de goji, las nueces y las semillas picadas y la sal marina.

- Sólo resta un último paso. Cubra una bandeja de horno con papel encerado y extienda la mezcla encima. Deje que se enfríe bien en el refrigerador.

- Una vez que la mezcla de chocolate se enfríe, corte en trozos grandes.

Tiempo de cocción: 30 minutos

Porciones: 10 a 11 trozos

Muffins Paleo energéticos con harina de almendras

Ingredientes:

- Aproximadamente 1 cucharadita de sal marina

- 2 - 3 huevos grandes

- 1 cucharadita de vinagre (blanco o de sidra)

- Aproximadamente 1/3 – 1/2 taza de puré de calabaza, puré de calabaza moscada, puré de calabaza de invierno, salsa de manzana sin endulzar o quizás una banana muy madura pisada

- Aproximadamente 2 tazas de harina de almendras

- 1 - 2 cucharadas de miel, miel de agave o jarabe de arce

- Saborizantes opcionales: 1 cucharadita de extracto (puede ser de vainilla, almendra u otro), cáscara de limón, hierbas secas (por ejemplo albahaca, eneldo) o especias (canela, comino)

- Ingredientes opcionales: 1 taza de fruta fresca (arándanos, manzana en cubos) o ½ taza de fruta deshidratada, nibs de cacao, frutos secos picados o semillas

- ¾ - 1 cucharadita de bicarbonato de sodio

- Aproximadamente 2 cucharadas de aceite de coco (derretido) o aceite vegetal

Preparación:

- En primer lugar, asegúrese de contar con todos los ingredientes. Precaliente el horno a entre 350 grados Fahrenheit. Coloque papel encerado en 8 o 10 de los moldecitos de un molde para muffins estándar de 10 moldecitos.

- Mezcle la harina de almendras, el bicarbonato de sodio y la sal en un recipiente grande (si desea agregar cualquier especia seca o hierba, hágalo en este momento).

- En un recipiente pequeño o mediano bata los huevos, la miel, el puré de calabaza, el aceite y el vinagre (si va a usar extracto o ralladura, agréguelo en este momento).

- Este paso es importante. Coloque los ingredientes húmedos en el recipiente donde están los ingredientes secos, mezclando hasta que todo se haya combinado bien.

- En este momento agregue cualquiera de los ingredientes adicionales.

- Llene los moldecitos con la mezcla, colocando una cantidad similar en cada uno.

- Cocine en el horno ya precalentado durante 18 minutos, hasta que esté cocido en el centro y dorado en los bordes.

- Sólo resta un último paso. Coloque el molde para muffins en una rejilla de enfriamiento y deje que los muffins se enfríen dentro de los moldecitos durante 25 - 30 minutos.

- Pasado ese tiempo puede retirar los muffins del molde.

Porciones: 10 a 11

Tiempo de preparación: 25 a 30 minutos

Información nutricional:

Grasas: 17 gr.

Calorías: 220

Proteínas: 7,5 gr.

Carbohidratos: 10 gr.

Azúcar: 3,5 gr.

Grasas saturadas: 3 gr.

Titánica mouse de pistacho sin lácteos

Ingredientes:

- 1 cucharada de jarabe de arce

- 1 banana grande

- 2 aguacates maduros

- 1 - 2 cucharaditas de extracto de pistacho/almendra (1 cucharadita si tiene base de alcohol)

- Una pizca de sal marina

- 1/4 - 1/2 taza de leche de coco

- 1 - 2 cucharadas de pistachos picados

Preparación:

- En primer lugar, asegúrese de contar con todos los ingredientes. Pele los aguacates y retire el carozo.

- Pise la pulpa de los aguacates a mano o colóquela en una procesadora de alimentos.

- Mezcle todos los ingredientes (si la banana es muy dulce no agregue el jarabe de arce) y procese hasta que la preparación quede uniforme.

- Sólo resta un último paso. Mezcle un poco más si fuera necesario.

- Por último sirva en recipientes individuales y decore con pistachos picados.

Tiempo de cocción: 10 minutos

Porciones: 3 porciones

Deliciosa crema de avena y pastel de calabaza para el desayuno

Ingredientes:

- Leche de almendras o leche de coco, opcional

- 1/4 – 1/2 cucharadita de extracto de vainilla

- ½ cucharadita de azúcar de coco

- Aproximadamente ½ cucharadita de especias para pastel de calabaza

- Una pizca de sal marina

- 1 cucharada de nueces pecanas picadas

- 1 taza de avena cortada al acero común cocida

- 1 cucharada de péptidos de colágeno, opcional

* 1 - 2 cucharadas de puré de calabaza

* Aproximadamente 1 - 1 ½ cucharadita de jarabe de arce puro

Preparación:

* En primer lugar, asegúrese de contar con todos los ingredientes. Caliente una cacerola pequeña a fuego medio.

* Agregue la avena cocida, las especias para pastel de calabaza, la sal marina, el extracto de vainilla, el jarabe de arce y el puré de calabaza.

* Mezcle bien y caliente durante 2 a 4 minutos. Luego agregue las nueces pecanas.

- Este paso es importante. Retire la preparación del fuego.

- Encienda el horno.

- Coloque la mezcla de avena en un recipiente apto para horno y espolvoree con el azúcar de coco.

- Cocine hasta que la parte superior de la preparación se dore, durante unos 2 - 4 minutos.

- Por último agregue más leche y nueces pecanas si lo desea.

Información nutricional por porción:

Calorías: 240

Carbohidratos: 35 gr.

Grasas totales: 7 gr.

Proteínas: 5 gr.

Muffins de zanahoria supremos

Ingredientes:

- Aproximadamente 1 cucharadita de clavo de olor en polvo

- 80 ml. de miel

- 70 ml. de jarabe de arce

- ½ cucharadita de sal marina

- 1 cucharadita de extracto de vainilla

- 70 gr. de pasas de uva

- Aproximadamente 1 ½ - 2 cucharadita de canela

- 1 cucharadita de jengibre

- 5 huevos

- Una pizca de bicarbonato de sodio

- 50 gr. de harina de coco

- 100 ml. de aceite de coco

- 6 a 7 zanahorias

Preparación:

- En primer lugar, asegúrese de contar con todos los ingredientes. Precaliente el horno a fuego medio, prepare los moldes para muffins y engráselos con aceite de coco.

- Mezcle los huevos con la miel, el aceite de coco, el jarabe de arce y el extracto de vainilla.

- Agregue la harina de coco, el jengibre, la canela, la sal marina y el clavo de olor en polvo.

- Este paso es importante. Mezcle bien hasta obtener una consistencia homogénea.

- Lave las zanahorias, séquelas con toallas de papel, pélelas y rállelas.

Luego agréguelas a la mezcla junto con las pasas de uva. Integre bien todo.

- Coloque la preparación en los moldes para muffins. Llene solamente ¼ de cada molde.

- Sólo resta un último paso. Hornee durante 40 minutos.

- Por último deje que los muffins tomen temperatura ambiente y sírvalos.

Tiempo de preparación: 1 hora

Porciones: 4 a 5

Delicioso batido Paleo en tazón para el desayuno

Ingredientes:

- 1 taza de los frutos rojos congelados que prefiera

- Aproximadamente 2 - 2 ½ tazas de hojas de col rizada

- 1 taza de leche de coco

- 1 remolacha pelada y cortada en trozos pequeños

- Ingredientes frescos para decorar

- Aproximadamente 1 manzana

- 1 pera asiática

Preparación:

- En primer lugar, asegúrese de contar con todos los ingredientes. Coloque todos los ingredientes en una licuadora. Comience por el líquido. Licúe hasta obtener la consistencia deseada y sirva en un tazón.

- Por último agregue sus ingredientes favoritos encima (las virutas de coco, los frutos rojos, las virutas de chocolate negro y las nueces van muy bien) ¡y disfrute!

- ¡Una receta de lujo!

Excelente Omelette Guerrero

Ingredientes:

- 2 tomates orgánicos pequeños
- 1 taza de hojas de espinaca orgánica fresca
- 1 - 2 huevos orgánicos de granja, batidos
- Aproximadamente 1½ - 2 cucharadas de aceite de olivo
- ½ Aguacate orgánico fresco, en trozos pequeños
- Aproximadamente 2 - 2½ cebolletas, picadas

Instrucciones:

1. Antes que nada, asegúrate de tener todos los ingredientes a la mano.Calienta el aceite de olivo en una sartén antiadherente para omelette.

2. Saltea la cebolleta hasta suavizar.

3. Añade los huevos y cocina a fuego lento de 2 a 4 minutos.

4. Solo queda una cosa por hacer.Agrega los ingredientes restantes.

5. Finalmente, dobla y da vuelta al omelette hasta que los huevos queden totalmente cocinados.

Porciones: 2

Tiempo de preparación: 15 minutos

Información nutrimental:

Grasa:15g

Grasa saturada: 3.5g

Proteína: 8g

Calorías: 215

Carbohidratos:10g

Azúcar:3g

Trufas Elegantes de Chocolate, Naranja, y Menta

Ingredientes:

Base:

- 4 cucharadas de aceite de coco
- 3 - 4 cucharadas de mantequilla de almendra
- Aproximadamente 6.5 cucharadas de manteca de coco
- ½ - 1 cucharada de extracto de vainilla puro

Sabor a chips de menta:

- Aproximadamente 2 - 2½ cucharadas de extracto de menta
- 1 cucharada de cacao descascarillado
- 1 cucharadita de miel de maple pura

Para recubrir:

- 2 cucharadas de cacao descascarillado

Sabor de chocolate-naranja:

- Ralladura de la cáscara de una naranja
- 1 cucharadita de miel de maple pura
- Aproximadamente 2 - 2½ cucharadas de cacao en polvo (sin dulce)

Para recubrir:

- 2 cucharadas de coco rallado
- Aproximadamente 1 - 1½ cucharadas de ralladura de naranja

Instrucciones:

1. Antes que nada, asegúrate de tener todos los ingredientes a la mano. Incorpora el aceite de coco, extracto de vainilla, mantequilla de coco y de almendra en un tazón, bate hasta formar una mezcla homogénea.
2. Divide en dos la base. A una mitad, añade los ingredientes para el sabor a chip de menta, a la segunda, los ingredientes para el sabor chocolate-naranja.
3. Este paso es importante.Mezcla bien ambas preparaciones.
4. Guarda ambas mezclas en el congelador durante 15 minutos.
5. Solo queda una cosa por hacer.Forma esferas de 2 cm con las manos, y revuelca en el recubrimiento de cada sabor.

6. Finalmente, coloca las bolas en un platón y ponlo en la nevera hasta que solidifiquen.

Tiempo de cocción: 30 minutos

Porciones: 1 docena de trufas

Tortitas Únicas de Plátano

Ingredientes:

- Aproximadamente 1½ - 2 cucharadas de canela
- 1 cucharada de coco rallado
- 1 plátano machacado
- Una salpicada de extracto de vainilla (opcional)
- 1 huevo de granja

Instrucciones:

1. Antes que nada, asegúrate de tener todos los ingredientes a la mano. Machaca un plátano entero, y bate ligeramente junto con un huevo.
2. Solo queda una cosa por hacer. Para mejor sabor, puedes añadir coco rallado, extracto de vainilla (una salpicada), y canela.

3. Finalmente, vierte la mezcla en una sartén y cocina bien como si fuese una tortita normal.

Porciones – 1 a 2

Tiempo de preparación: 15 minutos

Información nutrimental:

Calorías:185

Grasa: 5g

Proteína: 7.2g

Carbohidratos: 30g

Grasa saturada: 2g

Azúcar: 14.5g

Copitas Deliciosas de Mantequilla de Almendra

Ingredientes:

Base:

- 1 pizca de canela
- Aproximadamente ½ cucharadita de extracto de vainilla puro
- 1 - 2 cucharadas de mantequilla de coco
- 1 pizca de sal
- Aproximadamente 1 1/2 – 2 cucharadita de miel de maple pura
- 2 cucharadas de aceite de coco derretido
- 1/4 – 1/2 taza de cacao en polvo (sin dulce)

Para el relleno:

- 1 cucharada de aceite de coco
- 1 pizca de sal de mar
- Aproximadamente 1½ - 2 cucharadita de miel de maple pura
- 2 - 3 cucharadas de mantequilla de almendra

Instrucciones:

1. Antes que nada, asegúrate de tener todos los ingredientes a la mano. Mezcla todos los ingredientes de la base en un tazón.
2. Forra con papel un molde para hornear muffins, agrega 1 cucharadita en cada cavidad.
3. Mete a la nevera o congelador para que endurezca.
4. Este paso es importante. Mezcla todos los ingredientes del relleno y rellena con esto una manga pastelera.

5. Corta una apertura muy pequeña en la punta de la manga.
6. Solo queda una cosa por hacer. Saca de la nevera o congelador las copitas, añade aproximadamente 1/2 del relleno en el centro de cada tacita, cubre con la base, y devuelve a la nevera o congelador.
7. Finalmente, sirve fríos o a temperatura ambiente.

Tiempo de cocción: 50 minutos

Porciones: 1 docena

Revuelto Clásico para el Desayuno

Ingredientes:

- 2 - 3 lonchas de tocino, sin conservadores
- Aproximadamente 3.5 huevos orgánicos (libres de hormonas y antibióticos)
- 1 taza de salsa o chile verde fresco (opcional si estás evitando solanáceas)
- 200 gm. Salchicha para desayuno, de granja ética, sin conservadores.
- 1 cebolla, picada

Instrucciones:

1. Antes que nada, asegúrate de tener todos los ingredientes a la mano.Enciende el quemador de la estufa a fuego medio.

2. Forma capas de tocino, salchicha troceada, y cebolla picada en una sartén antiadherente de 13 cm.

3. Este paso es importante.Cocina de 8 a 10 minutos revolviendo frecuentemente con cuchara de madera, hasta que esté cocinado homogéneamente.

4. En un tazón pequeño, bate 4 huevos.

5. Vierte los huevos en la mezcla de tocino, salchicha y cebolla.

6. Solo queda una cosa por hacer.Sigue revolviendo con frecuencia para evitar que se queme, durante 5 a 6 minutos más o hasta que los huevos se cocinen.

7. Finalmente, sirve el revuelto de huevo, y adorna con chiles verdes frescos o con salsa.

Porciones: 1

Tiempo de preparación: 25 a 30 minutos

Información nutrimental:

Calorías: 670

Grasa: 52.5 g

Proteína: 38.5g

Carbohidratos: 11g

Grasa saturada:16.5g

Azúcar: 5.5 g

Delicioso Batido Paleo de Calabacín

Ingredientes:

- Aproximadamente 2½ - 3 cucharadasde aceite de coco
- 1 Calabacín grande
- 1 Cebolla amarilla
- 1 - 2 Tazas de agua

Instrucciones:

1. Antes que nada, asegúrate de tener todos los ingredientes a la mano. Lava y seca el calabacín, corta en rebanadas.
2. Pica la cebolla.
3. Este paso es importante. Calienta el aceite de coco en una sartén a fuego moderado, fríe las cebollas hasta que tomen un color café dorado.
4. Agrega el calabacín y cuece bien a fuego medio, hasta que esté suave.

5. Solo queda una cosa por hacer.Añade 2 tazas de agua y deja hervir.Cuando hierva, bate todo junto.
6. Finalmente, añade una pizca de sal al gusto. ¡Disfruta!

Porciones: 2 a 3

Tiempo de preparación: 5 a 8 minutos

Maravillosos panqueques de camote

Ingredientes:

- Romero – ½ cucharadita
- Harina de coco– 2 cucharaditas
- Camotes – 3 a 4
- Huevos – 3
- Sal – 1 pizca
- Aceite de coco – 14 ml.

Preparación:

1. En primer lugar, asegúrate de tener todos los ingredientes disponibles. Lava los camotes y sécalos con toallas de papel. Córtalos finamente.
2. Ahora, pre calienta la sartén a temperatura media y coloca el aceite de coco.
3. Este paso es importante. Bate los huevos en un recipiente con la harina de coco, romero y sal.
4. Agrega los camotes cortados y mezcla completamente.
5. Pon una cucharada de la mezcla en

la sartén, cocina adecuadamente entre 5 a 6 minutos de un lado, darlo vuelta y cocinar adecuadamente otros 2 a 3 minutos.
6. Una cosa queda por hacer ahora. Hacerlo todootra vez hasta que no quede mezcla.
7. Finalmente, poner los panqueques sobre un plato.

Te tomará: 40 minutos

Obtienes: 3 a 4 porciones

Deliciosa ensalada de pepino y tomate

Ingredientes:

- Pepino cortado en juliana con un pela papas – 1 a 2 tazas
- Tomates uvas – 2 tazas
- Diente de ajo picado – 1
- Aceite de oliva extra virgen – 2 cucharadas
- Orégano fresco trozado – 1 cucharada
- Vinagre balsámico – 2 ½ - 3 cucharadas
- Pimienta negra – 1 cucharadita
- Aceitunas Kalamata o aceitunas negras – 1 taza
- Albahaca fresca y rebanada finamente – 1 ½ - 2 cucharada

Instrucciones:

1. En primer lugar, asegúrate de tener todos los ingredientes disponibles. Enjuagar y pelar los pepinos.

2. Utiliza un pela papa en juliana para cortar la pulpa del pepino con forma de fideo.
3. Este paso es importante. Detente cuando llegues a las semillas.
4. Lavar los tomates uva, cortarlos a la mitad.
5. Una cosa queda por hacer. Rebanar finamente la albahaca, cortar el orégano y trozar el diente de ajo.
6. Finalmente mezclar todos los ingredientes con las aceitunas en un recipiente de tamaño medio, rociar con aceite de oliva y vinagre balsámico. Luego, espolvorear con pimienta negra.

Porciones: 4

Tiempo de preparación: 20 minutos

Información nutricional:

Proteína 1.5 gramos

Carbohidratos 8.5 gramos

Calorías 130

Grasa 10 gramos

Grasa saturadas 1.5 gramos

Azúcar 3.5 gramos

Súper almendrado de durazno

Ingredientes:

- Nuez moscada en polvo – ½ cucharadita
- Duraznos – 2 a 3 grandes
- Almendras plateadas tostadas – 2 cucharadas
- Extracto real de almendra – 1 cucharadita
- Jengibre molido – 1/4 a 1/2

Instrucciones:

1. En primer lugar, asegúrate de tener todos los ingredientes disponibles. Pelar, ahuecar y cortar los duraznos de manera gruesa.
2. Colocar los duraznos, nuez moscada, extracto de almendra y jengibre en un procesador de comida. Mezclar hasta que quede suave.
3. Verter la mezcla en un recipiente para hornear de vidrio, cubrir con papel aluminio y llevar al congelador por 3 horas y media.

4. Una cosa queda por hacer. Raspar con un tenedor cada 40 minutos.
5. Finalmente servir en platos individuales. Cubrir con almendras plateadas.

Tiempo de cocción: 20 minutos (3 horas de congelador)

Porciones: 5 porciones

Afortunada ensalada Paleo de pollo y aguacate con albahaca

Ingredientes:

- Aguacate maduro sin cascara ni carozo – 2 pequeños o uno grande
- Sal marina – ½ cucharadita (o a gusto)
- Aceite de oliva extra virgen — 2 ½ cucharadas
- Pechugas de pollo deshuesado y sin piel (cocinado y triturado) – 2
- Hojas frescas de albahaca sin tallos – ½ taza
- Pimienta negra molida – 1/4 a 1/2 cucharadita (o a gusto)

Instrucciones:

1. En primer lugar, asegúrate de tener todos los ingredientes disponibles. Coloca la pechuga de pollo triturada y cocida en un recipiente de tamaño medio.
2. Luego, colocar la albahaca,

aceite de oliva, aguacate, sal marina y la pimienta negra molida en un procesador de comida. Luego, licuar hasta que quede suave.

3. Este paso es importante. Va a tener que raspar los lados un par de veces para integrar.
4. Ahora, verter la mezcla de aguacate y albahaca en un recipiente con el pollo triturado y revolver bien para cubrir.
5. Una cosa queda por hacer. Probar y agregar sal marina adicional y pimienta negra molida si desea.
6. Finalmente, mantener en la heladera hasta que esté lista para servir.

Porciones: 3

Tiempo de preparación: 20 minutos

Información nutricional:

Calorías: 630

Carbohidratos: 12 gramos

Azúcar: 1 gramo

Grasa: 45 gramos

Grasa saturada: 8 gramos

Proteína: 45 gramos

Popurrí tamaño familiar de cerezas y bayas

Ingredientes:

- Canela molida – ½ cucharadita
- Moras – ½ a 1 taza
- Extracto de vainilla – 1 cucharada
- Cerezas – ½ taza
- Arándanos – ½ taza
- Hojas frescas de menta trozadas – 1 ½ a 2 cucharada (4 hojas para guarnición)
- Frambuesa amarilla – ½ a 1 taza

Instrucciones:

1. En primer lugar, asegúrate de tener todos los ingredientes disponibles. Sacar el palito y trozar las cerezas.
2. Ahora combinar todas las bayas en un recipiente, agregar las especias, la menta trozada y

revolver suavemente.

3. Una cosa queda por hacer. Enfriar por unos 35 minutos.
4. Finalmente, servir en platos individuales y adornar con hojas de menta.

Tiempo de cocción: 40 minutos

Porciones: 4

Confiables camotes y medallones de pollo con col rizada

Ingredientes:

- Huevo – 1
- Pechuga de pollo deshuesada cortada en cubos – 300 gramos
- Pimento dulce – 1 ½ cucharadita
- Cebolla de verdeo finamente picada – 2
- Mostaza Dijon – 1 cucharada
- Sal marina – 1 cucharadita
- Romero fresco finamente triturado – 1 cucharada
- Diente de ajo picado – 1
- Harina de coco – 2 cucharadas
- Camotes medianos, pelados y cortados en pequeños cubos – 1/2
- Col rizada finamente cortada – 2 ½ a 3 tazas (nota: solo las hojas)

Instrucciones:

1. En primer lugar, asegúrate de tener todos los ingredientes

disponibles. Luego, calentar una sartén media o grande a fuego medio alto con una cucharadita de aceite de coco o tal vez aceite de aguacate (o podría ser aceite de tocino). Agregar las cebollas de verdeo y cocinar hasta que estén tiernas por unos 2 a 7 minutos.

2. Rápidamente, agregar los camotes y luego cocinar apropiadamente por unos 3 a 5 minutos más hasta que apenas estén tiernos.

3. Este paso es importante. Agregar la col rizada y cocinar hasta que se marchite por unos 3 a 5 minutos. Dejar a un lado.

4. Agregar el pollo a una procesadora y procesar hasta que quede bien molido.

5. Ahora, pasar la carne a un recipiente grande para mezclar.

6. Agregar sal, ajo, pimentón dulce, romero, mostaza, huevo, harina de coco y los camotes a la mezcla.

7. Mezclar todo junto con las manos

hasta que esté bien unido.

8. Luego, cubrir con un envoltorio de plástico y refrigerar por 4 horas al menos y mejor dejarlo toda la noche.
9. Después, dividir la mezcla del pollo en 6 o 8 medallones iguales.
10. Una cosa que queda por hacer. Cubrir una sartén antiadherente mediana con aceite de coco o aún mejor grasa de tocino solo para cubrir la base (no poner demasiado).
11. Finalmente, agregar los medallones y cocinar adecuadamente hasta que estén doradas y crocantes por unos 5 a 8 minutos. Luego, voltearlas del otro lado y cocinar hasta que se doren y estén cocinadas completamente.

Porciones: 4

Información nutricional:

Proteínas: 50 gramos

Azúcar: 2.1 gramos

Carbohidratos: 14 gramos

Grasa saturada: 1 gramos

Grasa: 4 gramos

Calorías: 270

Rica sopa Paleo tropical

Ingredientes:

- Jugo de naranja exprimido fresco – 1/4 a 1/2 de taza
- Batata grande – 1
- Bananas grandes – 2
- Coco rallado natural – 4 ½ a 5 cucharadas

Instrucciones:

1. En primer lugar, asegúrate de tener todos los ingredientes disponibles. Precalentar el horno a unos 200 °.
2. Una cosa queda por hacer. Cortar en cubos la batata y la banana. Combinarlos en una bandeja para horno rectangular.
3. Finalmente, verter el jugo de naranja, rociar con coco rallado, cubrir y hornear por unos 40 minutos.

Tiempo de cocción: 45 minutos

Porciones: 5

Fantásticos boniatos al horno rellenos de feta

Ingredientes:

- Aceite de oliva
- ½ cucharadita de chile fresco sin semillas, finamente picado
- Pimienta y sal al gusto
- 50 g de queso feta desmenuzado
- 1/4 a 1/2 de cebolla roja en rodajas finas
- 1½ a 2 boniatos
- ½ cucharadita de cilantro fresco picado
- 2 a 3 cucharadas de zumo de lima
- 2 a 3 g de yogur natural

Preparación:

1. Antes que nada, asegúrate de contar con todos los ingredientes. Precalienta el

horno a aproximadamente 400 °F (200 °C).

2. Ahora corta los boniatos por la mitad y colócalos sobre una bandeja para horno.

3. Este paso es importante. Rocía los boniatos con aceite de oliva y sazona con sal.

4. Hornéalos durante 20 minutos o hasta que estén suaves.

5. Ya casi está listo. Solo queda hacer una cosa más. Luego sirve los boniatos en un plato y agrega el zumo de lima, la cebolla, el cilantro picado y el yogur.

6. Cubre con queso feta desmenuzado y agrega un poco de pimienta molida.

Tiempo de preparación: 10 minutos

Tiempo de cocción: 20 minutos

Porciones: 3 a 4

Información nutricional (por porción):

Proteínas: 9,5 g

Grasas: 17,5 g

Carbohidratos netos: 27 g

Calorías: 303

El mejor chile de cerdo paleo

Ingredientes:

- Una pizca de sal marina, pimienta molida fresca
- 2½ a 3 cebollas picadas
- 2 latas de tomates picados
- 2 cucharadas de comino molido
- 1 cucharadita de pimienta negra
- 5 a 6 dientes de ajo picados
- 3 cucharadas de cacao amargo en polvo
- 1 taza de chiles frescos finamente picados
- 2 a 3½ cucharadas de pimentón ahumado
- 3 a 4 libras/ 1,8 kg de carne para guiso
- 2 chipotles picados
- 2 libras/900 g de bondiola de cerdo

Cilantro para decorar

Preparación:

1. Antes que nada, asegúrate de contar con todos los ingredientes. Corta la carne de res y cerdo en trozos.
2. Echa la carne en la olla de cocción lento y luego agrega las cebollas, los tomates, el ajo y los chiles.
3. Remueve hasta que se combinen bien.
4. Este paso es importante. Tapa la olla y cocina la carne a baja temperatura durante 6 horas.
5. Revisa si la carne está cocida. Déjala cocinando más tiempo si es necesario.
6. Ya casi está listo. Solo queda hacer una cosa más. Revisa la olla cada 35 minutos.

7. Finalmente, sirve la carne en boles. Decora con cilantro.

Tiempo de cocción: 6 horas

Porciones: 9 a 10

Información nutricional (por porción):

Carbohidratos: 36 g

Fibra dietética: 13,5 g

Azúcares: 19 g

Proteínas: 71 g

Calorías: 785

Grasas totales: 40 g

Grasas saturadas: 13 g

Grasas trans: 0 g

Colesterol: 225 mg

Sodio: 380 mg

Potasio: 1670 mg

Pasta de calabacín con pesto

Ingredientes:

- Albahaca fresca para decorar
- 1½ taza de tomates cherry
- 2 calabacines grandes
- Sal marina
- 2/3 a 1 de taza de pesto con nueces y ajos asados

Preparación:

1. Antes que nada, asegúrate de contar con todos los ingredientes. Crea fideos de calabacín con el espiralizador. Saltéalos en una sartén hasta que estén cocidos. Elimina el exceso de agua y sazona con sal.

2. Ya casi está listo. Solo queda hacer una cosa más. Mezcla los fideos de calabacín con el pesto y los tomates hasta que estén bien combinados.

3. Finalmente, decora con albahaca fresca.

Tiempo de preparación: 25 minutos

Tiempo de cocción: 8 a 10

Porciones: 3

Información nutricional (por porción):

Grasas: 16 g

Calorías: 290

Carbohidratos netos: 28 g

Proteínas: 8,5 g

Chile energético paleo de carne y verduras

Ingredientes:

- 1 tallo de apio picado
- 1 cebolla grande picada
- 1 zanahoria picada
- 14 a 15 onzas de salsa de tomate en lata
- 2½ a 3 cucharadas de chile en polvo
- 1 cucharadita de orégano
- 1 cucharadita de comino molido
- 1½ a 2 libras/680 g de carne molida magra
- ¼ de cucharadita de pimienta cayena (opcional)
- 2½ a 3 cucharadas de aceite de oliva
- 14 a 15 onzas de tomates picados
- 2 dientes de ajo picados

- 2 calabacines grandes picados

Perejil picado para decorar

Preparación:

1. Antes que nada, asegúrate de contar con todos los ingredientes. Coloca todos los ingredientes en la olla de cocción lenta.
2. Tapa la olla y deja cocinar a fuego lento durante 6 horas, hasta que la carne esté cocida y las verduras estén tiernas.
3. Ya casi está listo. Solo queda hacer una cosa más. Sirve caliente.
4. Acompaña con arroz o pan.

Tiempo de cocción: 4 a 5 horas

Porciones: 6 a 7

Información nutricional (por porción):

Potasio: 2180 mg

Grasas totales: 23 g

Carbohidratos: 25 g

Fibra dietética: 6,5 g

Grasas saturadas: 7,8 g

Grasas trans: 0 g

Azúcares: 12 g

Proteínas: 98 g

Colesterol: 275 mg

Socio: 595 mg

Calorías: 720

Pescado con boniatos fritos paleo

Ingredientes:

Pescado rebozado:

- ½ taza de leche de coco
- 1 a 2 huevos orgánicos o sin soja
- 1 libra/450 g de bacalao silvestre capturado
- 1 taza de aceite de coco
- 1½ a 2 cucharadita de sal marina
- 1 taza de harina de almendras

Boniatos fritos:

- 1 cucharada de pimienta
- 4 a 5 boniatos medianos
- 2 a 3 tazas de aceite de coco
- 2½ cucharaditas de sal marina

Preparación:

1. Antes que nada, asegúrate de contar con todos los ingredientes. Combina la sal marina, la harina de almendras, la leche de coco y los huevos en un procesador de alimentos.
2. Luego corta el bacalao en tiras pequeñas.
3. Este paso es importante. Calienta el aceite de coco, reboza el bacalao y luego fríelo hasta que esté dorado.
4. Pela los boniatos y córtalos en tiras finas.
5. Agrega sal y pimienta a los boniatos y fríelas con aceite de coco hasta que se doren.
6. Ya casi está listo. Solo queda hacer una cosa más. Ponlos boniatos sobre papel absorbente para que absorba la grasa.
7. Finalmente, sirve los boniatos con el pescado y disfruta.

Tiempo de preparación: 10 minutos

Tiempo de cocción: 25

Porciones: 3

Información nutricional (por porción):

Carbohidratos netos: 18 g

Proteínas: 30 g

Grasas: 14 g

Calorías: 335

Riquísima crema de leche de almendras

Ingredientes:

- Agua caliente
- 2½ a 3 cucharaditas de extracto de vainilla
- 4 a 5 huevos
- 2 tazas de leche de almendras sin azúcar
- Canela y nuez moscada al gusto
- ½ a 1 taza de miel

Preparación:

1. Antes que nada, asegúrate de contar con todos los ingredientes. Precalienta el horno a aproximadamente 320 °F (170 °C).

2. Luego vierte la leche y la miel en una cacerola y cocina a fuego lento hasta que empiece a hervir.

Luego, retira la cacerola del fuego.

3. Bate los huevos con el extracto de vainilla en un tazón hasta que estén bien combinados.

4. Incorpora lentamente la leche, sin dejar de batir, con cuidado de no cocinar los huevos.

5. Este paso es importante. Vierte la mezcla en ramequines individuales y colócalos en una fuente para horno.

6. Ahora vierte agua tibia en la fuente hasta el nivel de la crema en los ramequines.

7. Coloca la fuente en el horno y deja que cocine por 40 minutos, hasta que los bordes estén cuajados.

8. Ya casi está listo. Solo queda hacer una cosa más. Retira los ramequines del horno y deja que enfríen. Luego colócalos en la nevera durante 2 horas.

9. Finalmente, espolvorea con canela y nuez moscada al gusto y sirve.

Tiempo de cocción: 3 horas

Porciones: 6

Sándwiches miniatura paleo de pulled pork

Ingredientes:

- 1 cucharadita de pimentón
- 1/2 a 3/4 cucharadita de pimienta cayena
- 1/2 a 3/4 cucharadita de canela
- Pulled pork
- Lomo de cerdo grande
- Zumo de 1 limón
- 1 cebolla grande en rodajas
- 1 a 2 cucharaditas de chile en polvo
- 1 cucharadita de pimienta
- 2 cucharaditas de sal marina
- 1 a 2 cucharaditas de orégano
- 2 a 3 dientes de ajo picados
- Zumo de 1 lima
- 2 cucharaditas de comino

Preparación:

1. Antes que nada, asegúrate de contar con todos los ingredientes. Mezcla las especias y frota con ellas el lomo de cerdo.

2. Luego coloca las rodajas de cebolla en el fondo de la olla de cocción lenta y exprime la mitad de los zumos de frutas sobre ellas.

3. Pon el lomo de cerdo en la olla y exprime el zumo restante sobre este.

4. Ya casi está listo. Solo queda hacer una cosa más. Cocina a temperatura baja durante toda la noche o todo el día (aproximadamente 8 horas). Es imposible cocinarlo demasiado.

5. Cuando esté listo, desmenuza el lomo ayudándote con un par de tenedores.